QUELQUES MOTS

SUR LA

CARRIÈRE PHARMACEUTIQUE

A NOTRE ÉPOQUE

PAR

Réné MOYNIER DE VILLEPOIX

Etudiant en Pharmacie

ABBEVILLE
IMPRIMERIE DE J. GAMAIN
Rue des Teinturiers, 55

1875

QUELQUES MOTS

SUR LA

CARRIÈRE PHARMACEUTIQUE

QUELQUES MOTS

SUR LA

CARRIÈRE PHARMACEUTIQUE

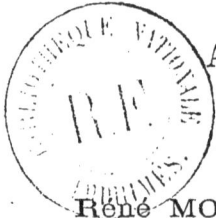

A NOTRE ÉPOQUE

PAR

René MOYNIER DE VILLEPOIX

Etudiant en Pharmacie

ABBEVILLE

IMPRIMERIE DE J. GAMAIN

Rue des Teinturiers, 55

1875

QUELQUES MOTS

SUR LA

CARRIÈRE PHARMACEUTIQUE

Vox clamans in deserto...

Assez d'autres avant moi, malgré leur compétence supérieure à la mienne en pareille matière, malgré l'autorité que pouvait leur donner leur âge, leur savoir ou leur position, ont vainement, hélas! parcouru la voie que je vais tenter aujourd'hui, et justifié, malheureusement, l'épigraphe choisi pour cet opuscule.

Ma présomption ne va pas jusqu'à attendre un meilleur sort; mais, quelque faible que puisse être la part que j'ai pouvoir et droit d'ajouter à leur travail, ne ferais-je que répéter ce qui fut dit, et mieux dit que je ne le puis dire, je crois néanmoins, utile d'ajouter ma voix aux leurs : C'est en tombant goutte à goutte que l'eau finit par creuser la pierre

la plus dure, ce n'est qu'à force de patience
et de continuels efforts qu'on assure le
triomphe de la vérité sur l'erreur.

Il est un fait aujourd'hui patent, si l'on
envisage la généralité des Pharmaciens en
France : c'est que cette profession regardée
autrefois avec respect par la population baisse
considérablement, de nos jours, dans l'estime
publique. Non pas que l'on mette en doute
l'utilité ni même le savoir du Pharmacien,
mais on est porté malgré soi, et comme par
un irrésistible courant, à ne faire qu'une
différence minime, quelquefois même nulle,
entre la profession pharmaceutique et les
autres professions commerciales. Je dis commerciales, et avec intention : les carrières,
dites libérales, en effet, médecine, droit,
sciences, beaux-arts, ont sur la nôtre ce pri-
vilège que l'homme qui s'y adonne ne vend
que son savoir ou son talent, sans être astreint
à rien délivrer au public, sans être, tran-
chons le mot, rivé à son comptoir.

Et cependant, quoi de plus libéral dans
toute l'acception du mot que la profession
pharmaceutique, qui, au point où elle en est
aujourd'hui, réunit tant de connaissances
diverses, nécessite tant d'applications mul-
tiples et hétérogènes, et par son essence et
sa nature même, par ses moyens, par son
but, est devenue une sorte de compendium

de toutes les branches les plus diverses de la science.

C'est là, au reste, une des conséquences de son origine et de son antiquité : apanage exclusif, d'abord, des médecins et des prêtres surtout, la Pharmacie accumula, de siècle en siècle, les connaissances les plus variées, et dès la plus haute antiquité fut considérée avec la médecine dont elle n'était alors qu'une dépendance, comme une science toute divine. Aussi, si notre sœur aînée réclame l'honneur d'avoir le Dieu Esculape pour père, on ne nous contestera pas, je l'espère, le droit de revendiquer un peu de cette paternité.

Grâce à la concentration, à la centralisation des études à cette époque, aux difficultés matérielles qu'elles présentaient, la science de la Pharmacie conserva ses *Arcanes* (c'est le mot propre), et parvint presque jusqu'à nos jours, enveloppée d'un voile mystérieux toujours respecté. A cette époque, où la science n'était guère encore qu'un amas de faits d'observations groupés sans lien, sans raison, entassés pêle-mêle les uns sur les autres, à cette époque, dis-je, où l'on tirait parti de l'effet sans connaître la cause, sans même, la plupart du temps, chercher à l'en déduire, le mystère qui entourait les *secrets de l'art* valait au praticien, et surtout à la profession, une vénération qu'on ne rencontre plus aujourd'hui.

De nos jours, cependant, où les progrès rapides et surprenants faits dans toutes les sciences, pendant ces dernières années, grâce aux Chevreul, aux Pelletier, aux Caventou, aux Robiquet, aux Soubeiran, aux Milne-Edwards, aux Guibourt, aux Regnault, aux Dumas, aux Sainte-Claire-Déville, etc., etc., ont à la fois décuplé le besoin de connaître, donné un nouvel essor et tracé une route nouvelle à la profession pharmaceutique, c'est le contraire précisément qui a lieu, et, comme nous le disions en commençant, il y a tendance manifeste à assimiler notre profession à toutes les autres branches commerciales.

D'où peut venir cette tendance, quelle peut être la cause de cette anomalie, quelles en seront les conséquences? C'est ce que nous allons essayer de chercher.

Et d'abord, à quoi pouvons-nous attribuer ce changement de l'opinion publique? Devons-nous nous en prendre (et Dieu nous en préserve), à la multiplicité des connaissances, à leur vulgarisation, aux progrès enfin de l'instruction qui, ouvrant les yeux à la lumière scientifique, élevant le niveau intellectuel des masses, auraient mis à la portée de tous une partie de nos connaissances?

Cette hypothèse ne serait admissible que dans le cas où la Pharmacie, restant stationnaire, n'aurait point suivi le progrès commun et serait demeurée d'un siècle en retard. Toute proportion conservée dans le progrès intellectuel et scientifique, la marche ascendante de notre profession exclut une pareille explication.

A qui donc faut-il nous en prendre, sinon tout à la fois au public et aux Pharmaciens eux-mêmes ?

Les études scientifiques qui doivent faire du Pharmacien, de première ou de seconde classe, sinon un savant, du moins un homme apte à tout, en un mot, qu'on me pardonne l'expression, une sorte de *maître Jacques, scientifique,* sont-elles suffisantes, ou plutôt suffisamment comprises ?

A vrai dire, non, du moins pour la seconde hypothèse. Bien que l'enseignement de l'école soit parfaitement compris et donné, les préliminaires laissent peut-être à désirer dans certains cas. Si le baccalauréat est la meilleure manière de se préparer à des études spéciales, s'il est, comme on l'a si bien dit, la clef qui ouvre la porte de toutes les professions, par contre, l'examen de grammaire exigé pour le diplôme de Pharmacien de seconde classe n'est peut-être pas, dans bien des circonstances, une préparation suffisante aux études Professionnelles.

De fréquents exemples que l'on est chaque jour à même de vérifier, montrent bien cette insuffisance et les inconvénients qui peuvent en découler. A la rigueur, cet examen, résultat de bonnes études élémentaires faites sur les bancs du collège ou du lycée pourrait suffire, car il est alors la garantie d'une certaine somme de connaissances qui se conservent d'autant mieux, on le sait, qu'elles ont été lentement acquises et sont le résultat de sérieuses études. Mais telle n'est pas toujours hélas! la marche des choses.

Combien voyons-nous en effet, de jeunes gens intelligents, il est vrai, et travailleurs qui, poussés de bonne heure par leur famille, ou par un goût prédominant, à entrer dans la Carrière Pharmaceutique, mais doués seulement d'une instruction moins qu'élémentaire, ne craignent point de choisir notre profession et commencent alors un interminable stage.

Passant avec lenteur par toutes les phases de l'initiation, ne trouvant pas toujours des patrons qui leur enseignent didactiquement les premiers éléments de l'art et leur facilitent ainsi la tâche, accablés le plus souvent de travaux mercenaires, ne disposant pas du temps nécessaire à des études d'autant plus difficiles qu'elles sont plus tardives, ce n'est qu'à force de travail, de persévé-

rance, de volonté, que les plus intelligents
d'entre eux parviennent, au prix de sacrifices
onéreux pour leur faible bourse, à acquérir
rapidement, avidement, et par conséquent
sans grand profit, les quelques connaissances nécessaires pour passer, tant bien
que mal, l'examen qui doit leur ouvrir les
portes de l'Ecole.

Quelquefois, l'incurie de certains patrons
qui ne voient trop souvent dans cette classe
d'élèves ou d'apprentis que des *employés*,
l'inertie, l'insouciance des élèves eux-mêmes,
qui n'attachent d'importance qu'à la partie
pratique et commerciale de la profession, le
peu de temps dont ils disposent, le manque
de notions premières, une foule enfin de
causes analogues ont généralement élevé la
barrière infranchissable qui se dresse devant
eux au moment fatal : *Apparent rari nantes*,
quelques-uns sont admis, le plus grand
nombre refusés. Qu'arrive-t-il alors ? Décou-
ragés par cet échec, arrivés à un âge relative-
ment avancé, la plupart abandonnent la
carrière qui ne leur a donné que des décep-
tions, et vont porter dans les professions
sinon similaires, du moins voisines, les connaissances qu'ils ont pu acquérir dans la
Pharmacie. (*)

(*) On éviterait facilement ces défections si préjudi-

Quant à ceux qui réussissent, quelque bonnes études qu'ils puissent faire à l'Ecole, le fond d'instruction qui leur fait défaut est généralement un obstacle au développement de leur initiative, et, à part quelques rares exceptions, ils remplissent honorablement leur place, exempts de tout reproche, mais n'osant ou ne pouvant ajouter au bagage scientifique de la profession le résultat de leurs observations propres ou de leurs études. Restant dans l'ornière de la routine professionnelle, ceux-là ne songent et ne peuvent songer qu'à gagner honnêtement le pain de leur vieillesse. En un mot, la Pharmacie, pour eux, devient plutôt une branche de commerce, qu'une carrière libérale à proprement parler.

Ce n'est donc pas, on le voit, à cette partie déjà nombreuse des Pharmaciens, qu'il faut demander de relever la profession au niveau supérieur qu'elle devrait occuper.

Pour ceux qu'une éducation plus complète

ciables à la profession, en se montrant plus difficile sur le choix des élèves.

Déjà les sociétés de pharmacie ont institué des examens qui ne donnent le titre d'élève qu'à ceux qui peuvent les passer. Il serait à désirer que les pharmaciens entrant tout à fait danc cette voie recherchassent plutôt des aides que des serviteurs et n'admissent à l'honneur de partager leurs travaux que des jeunes gens pourvus du diplôme de bachelier, ou tout au moins du certificat de grammaire.

a mis à même d'aspirer plus haut, bien peu
d'entre eux comprennent ce qu'est en droit
d'attendre de leur concours la profession
qu'ils ont embrassée, ou plutôt voient se
dresser devant eux une foule d'obstacles.
Le grand mouvement commercial qui signa-
lera notre époque dans l'histoire, peut comp-
ter parmi eux comme un des plus considé-
rables.

Doués généralement d'intelligence et d'ap-
titudes diverses développées par une bonne
et solide éducation, la plupart des jeunes
gens suivent avec goût, avec fruit, les cours
de l'Ecole, et savent se montrer vraiment
dignes du diplôme qui ouvre leur carrière.
Mais bientôt, les nécessités de la vie, les
besoins, ou...

« Quelque diable aussi les poussant, »

l'ardeur du gain en un mot, le mouvement commercial les entraînent, et leur
but est bientôt moins de faire de la Pharmacie que de faire... de l'argent.

Or, pour en arriver là bien des moyens
sont bons et combien malheureusement
viennent s'offrir aux néophytes de la profession !

L'invasion de la spécialité, qui, depuis ces
dernières années, prend, dans la Pharmacie
des proportions effrayantes, n'est point une

des moindres causes de sa décadence morale, car elle a pour premier et inévitable effet, de ne plus permettre au pharmacien de jouer près du public, qu'un rôle presqne entièrement passif. Une sorte de dégoût, de découragement, ne manque pas de s'emparer du jeune pharmacien de quelque valeur, lorsqu'il envisage cet amas de préparations toutes faites, les unes, et elles sont rares, bonnes, efficaces, les autres hélas purement charlatanesques, où l'on ne sacrifie qu'à la forme, qui viennent l'envahir de tous points à la fois, s'imposant à lui, exigées par le public qui toujours engoué des choses nouvelles, mené en laisse par la réclame, ne manque pas de les préférer aux préparations consciencieuses et moins chères que lui pourrait donner le pharmacien.

D'autre part, par une conséquence toute naturelle, le besoin de satisfaire, sous peine de mortalité commerciale, les exigences de la clientèle, le désir enfin de réaliser quelques bénéfices, portent le praticien à négliger le laboratoire dont il ne peut écouler les produits, usant son intelligence et son temps à servir d'intermédiaire entre le producteur et le public.

Heureux encore, lorsqu'entraîné par l'exemple, il ne s'écrie pas : *Anch' io son pittore,* et ne cherche pas à donner son nom à quelque nouveauté plus ou moins vieille, à lancer, lui aussi, sa petite spécialité.

Voie dangereuse, onéreuse, et que bien peu suivent jusqu'au bout avec succès. C'est précisément cette abondance d'imitateurs produisant à tort et à travers une foule de spécialités plus ou moins sérieuses, habillant d'un nom bizarre des produits bien vieux, inondant les officines de flacons et de boîtes de toutes formes et de toutes couleurs, qui nuit à la fois aux spécialités vraiment sérieuses et à la Pharmacie, l'entraînant de jour en jour dans le vulgaire courant de la réclame jusqu'au jour où elle y disparaîtra écrasée sous une pluie de productions de toutes sortes, comme un champ africain sous une nuée de sauterelles.

Quelques spécialités, peu nombreuses, sont avec juste raison conseillées par le Médecin, mais combien d'autres, au contraire, nuisent autant à ce dernier qu'au Pharmacien ! Combien de gens, sur l'annonce d'un remède infaillible, se mettent immédiatement à sa poursuite, préférant aux sages conseils d'un homme de l'art les belles promesses d'une publicité souvent trompeuse !

Une autre cause analogue produit naturellement les mêmes effets, nous voulons parler de l'extension que prend chaque jour la grande droguerie. Ne se contentant plus de fournir au Pharmacien les matières premières nécessaires aux travaux du laboratoire, cette branche d'industrie qui n'est, il est juste de le dire, qu'une application de la Pharmacie sur une grande échelle, offre aujourd'hui au Pharmacien presque tous les produits *pharmaceutiques* tout préparés, prêts à livrer au public. Loin de nous la pensée d'incriminer la bonne qualité, la consciencieuse préparation des médicaments produits par les maisons de droguerie, mais il n'en est pas moins vrai que celui qui devrait être un praticien cède bientôt à cette perspective qui lui assure un bénéfice, sans autre travail que celui de ses fonds, et que par suite, le travail officinal diminue de jour en jour.

Nous sommes heureux de rencontrer, au moment de livrer cet opuscule à l'impression, la confirmation, la corroboration de notre opinion dans l'avant-propos placé par le savant M. Regnauld, en tête de la dernière édition du traité de Pharmacie de Soubeiran.

« Ajoutons, comme conclusion, dit M. Re-
» gnauld, que toute l'attention des praticiens
» doit se diriger et se concentrer sur l'emploi
» et la recherche des méthodes exactes à
» l'aide desquelles ils procèderont à l'exa-
» men sévère des substances chimiques que
» l'industrie leur présente avec des qualités

» que la fabrication en grand permet seule
» d'atteindre. Notons enfin, comme corollaire,
» que ce qui est vrai pour les matières chi-
» miques proprement dites, est absolument
» inexact pour les médicaments d'ordre pu-
» rement pharmaceutique. Leur préparation
» industrielle ne peut guère donner lieu à
» de sérieuses économies, et elle exige, pour
» être fructueuse, des spéculations délicates,
» sinon équivoques sur le prix des matières
» premières. En présence d'une telle situa-
» tion et de vérifications ou d'essais toujours
» difficiles, souvent impraticables, n'y a-t-il
» pas danger, pour le malade d'abord, et
» enfin pour celui qui accepte d'une main
» étrangère des médicaments qu'il a reçu la
» mission de préparer lui-même et sous sa
» propre responsabilité? Ainsi donc, ce qui
» est licite pour les préparations du domaine
» chimique, portant avec elles des caractères
» fixes et invariables, devient blâmable
» pour les médicaments pharmaceutiques
» proprement dits ; c'est un point sur lequel
» Soubeiran n'a jamais admis la contro-
» verse. » (*)

Forts de l'autorité du maître, nous ne crai-
gnons point qu'on nous accuse ici de di-

(*) Regnauld, traité de Pharmacie de Soubeiran, 8ᵉ édition, avant-propos, page 9.

vulguer des choses qui ne sont, en somme, que le secret de Polichinelle. Les affiches, les réclames, la quatrième page des journaux, ne les étalent que trop aux yeux d'un public qui, rarement juste dans ses appréciations, part de là pour juger faussement la profession, confondant avec les charlatans les hommes sérieux et travailleurs, quand il ne donne pas, ce qui n'arrive que trop souvent, la préférence aux premiers sur les seconds.

Nous ne parlerons que pour mémoire des autres inconvénients qui viennent encore s'ajouter à tous ceux-ci. Cette question n'entrant pas dans notre cadre, nous ne citerons pas l'énumération trop longue des nombreuses professions qui empiètent de jour en jour sur la nôtre, s'emparant des produits de la Pharmacie pour les lancer sous un nom ou une forme différents, voir même pour leur renier leur qualité de médicaments, encouragées par les tribunaux dont la religion et la bonne foi ne sont que trop souvent surprises par d'habiles défenseurs qui profitent heureusement des lacunes nombreuses dans la législation pharmaceutique.

Les exigences du public en matière de spécialités, l'obligation de suivre ce courant désastreux amènent aujourd'hui la plupart des Pharmaciens à une mise de fonds assez considérable, telle que ne pouvant ajouter à leurs charges nombreuses celles d'un aide ou d'un élève, ils en sont réduits à un esclavage continuel près du public, ce qui anéantit chez eux toute possibilité de travail en dehors de leur vente, et partant, toute initiative scientifique.

Comme on le voit, chacun de ces inconvénients en entraîne un autre, et cette suite d'entraves à la marche de la Pharmacie l'amène à perdre de jour en jour son caractère scientifique que quelques heureux ont seuls réussi à conserver.

Sursum corda, cependant; c'est aux jeunes Pharmaciens qu'il appartient de réagir contre cette pernicieuse tendance à l'anéantissement moral de la profession, en opposant à l'envahissement du charlatanisme la digue de la science. Qu'ils s'affirment eux-mêmes près du public, sans forfanterie, ce qu'ils doivent être, ce qu'ils sont : des hommes sérieux et instruits. Qu'ils s'opposent enfin de toutes leurs forces à l'assimilation de la Pharmacie, par la partie peu éclairée du public, aux autres professions mercantiles.

Comme l'a dit un éminent praticien de notre époque, M. Dorvault, dans la préface de son officine (et nous ne pouvons mieux terminer qu'en citant quelques unes de ses paroles) :

« Le Pharmacien est un travailleur désin-
» téressé. C'est dans ses rangs qu'il faut aller
» chercher ceux qui cultivent la science pour
» elle-même. »

Que ces paroles deviennent désormais une vérité, que le Pharmacien moins ébloui par l'éclat de grands bénéfices s'éprenne de sa profession et cultive la science au point de vue spéculatif, et la Pharmacie sera replacée au rang qu'elle n'aurait jamais dû quitter parmi les carrières libérales.

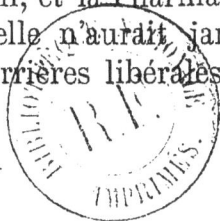

0000 — Abbeville, imp. J. GAMAIN.

164

www.ingramcontent.com/pod-product-compliance
Lightning Source LLC
Chambersburg PA
CBHW070158200326
41520CB00018B/5456